# 遠城寺式
# 乳幼児分析的発達検査法

九州大学小児科改訂新装版

九州大学名誉教授・久留米大学名誉教授・医学博士
**遠城寺宗徳** ほか

慶應義塾大学出版会

## 目　次

| | |
|---|---|
| 序 | 1 |
| 検査表の作製まで | 4 |
| 検査用具 | 6 |
| 検査の実際 | 8 |
| 〈検査用紙記入例〉 | 10 |
| 検査問題 | 11 |
| 　　移 動 運 動 | 11 |
| 　　手 の 運 動 | 18 |
| 　　基 本 的 習 慣 | 26 |
| 　　対 人 関 係 | 33 |
| 　　発　　　語 | 40 |
| 　　言 語 理 解 | 47 |
| 結果の処理 | 53 |
| 妥当性の検討 | 54 |
| むすび | 57 |

付録：検査用紙（実物見本）・絵カード・色紙

〈別売〉**検査用紙**（実物見本を本書に添付）
定　価：50枚1組、800円（税抜）
申込先：慶應義塾大学出版会
　　　　〒108-8346　東京都港区三田2-19-30
　　　　TEL　03（3451）3584
　　　　FAX　03（3451）3122
　　　　振替　00190-8-155497

価格は2020年4月現在。

# 序

　わたくしは大正12(1923)年伊東祐彦教授の九州大学小児科学教室に入局した。当時九州大学小児科にはすでに小児保健相談所なるものがあったが，養護学級の研究をして気づいたことは，精薄児，肢体不自由児などはいわゆる虚弱児とは別に教育をしなければならないということであった。外来には脳性小児まひ，ダウン症候群，その他の先天的な患者がきていて，これに対し無力であった。

　昭和16(1941)年わたくしはウィーン大学Humburger教授のところへ留学した。そこには治療教育部Heilpädagogische Abteilungなるものがあって，若き助手Aspergerがその主任として取り組んでいた（彼はのちにウィーンで第13回国際小児科学会を主宰した）。わたくしは結局これらの脳性小児まひ，精薄，その他の先天的欠陥に対しては"くすりや注射ではない。教育である"と感じるようになり，帰国後，昭和29(1954)年に九州大学小児科に「治療教育部」なるものを開設した。治療教育部には多くの脳性小児まひ，精薄児が母親とともに定期的に通い，医師，教育心理学者，保母が一体となってこれに当った。幸いこの治療教育部は熱心なる人たちを得て発展し，このような中で昭和33(1958)年に分析的発達検査表が生まれた。

　もともと子どもの発達は十人十色で，頭のよい子，手先のきくものと，いろいろである。脳の発達にも得意があり苦手がある。ことに心身障害児では著明である。運動・言語・知能・情緒などの間に凹凸があり，したがって各人の発達をより特徴的に捉えようとしたものである。本検査法は各地方における諸施設にて心身障害児の治療教育指針として用いられ，きわめて好評を博した。

　わたくしは昭和41(1966)年ドイツに遊んでベルリンで"Bobath-System"の実況を見学した。子どもは額に汗してギャアギャア泣きながら痛みをこ

らえて治療を受けており，母はわきから明るい声で声援を送っている。わたくしは，脳性まひのみならず医学というものは究極は教育だと思う。

このたび本検査法が，合屋教授の提案と指導により，また九州大学小児科の黒川，名和，南部の諸君，中村学園大学の篠原教授，それに梁井博士夫妻の協力によって新しく生まれ変った。医師のみでなく教育・心理の専門家が参画していることに大きな意味がある。ふり返って昭和28(1953)年には小児科，精神科および教育学部の諸君と共同して「教育と医学の会」を結成し，現在も月刊誌「教育と医学」を慶応通信（現：慶應義塾大学出版会）から出している。このたびの本検査法の改訂に当っても慶応通信・望月敏明編集部長のご支援があった。記して謝意を表したい。

　　　　　　　　　　　　　　昭和51年10月　　　　遠城寺　宗徳

---

脳性小児麻痺や精神薄弱児の治療教育，さらにはこれにたずさわる医学と教育の協力についての課題は，遠城寺先生が最も情熱的に取りくんでこられたライフワークの一つで，遠城寺式分析的発達検査法もその成果であった。そしてこの検査は全国津々浦々で広く利用され，各方面の施設から熱心な質問がよせられてきたものである。

慶応通信株式会社の望月敏明編集部長から新版発行の申入れをうけたのは昭和49年末のことで，従来の検査表の特徴を生かして現代の生活環境に適合した問題を採用し，しかも発達評価が容易により詳細になしうるように，ほとんど全面的な改訂がなされた。この間，約1年10ヵ月にわたり1,700余人にテストが実施され，コンピューターによる集計評価など，改訂協力者たちの労は多大なものであった。

旧版にもまして利用され，発達の遅れを訴えてくる子どもの診断・指導，ひいてはその福祉に役だつものと信じ期待している。

　　　　　　　　　　　　　　昭和51年秋　　　　　　合屋　長英

## 追　記

　本書は，九州大学医学部小児科学教室遠城寺宗徳教授の発案で昭和33(1958)年，梁井昇博士が中心となって作成し，昭和35(1960)年に発行された。遠城寺教授は若き助手アスペルガーの熱心さに打たれたのであるが，そのアスペルガーの名を今知らないものはいない。

　本書の改訂版は昭和52(1977)年に出版されたが，用いられている図譜や検査項目が時代に合わなくなっている。このような背景からこのたび慶應義塾大学出版会の勧めもあってごく一部を改訂した。本書の検査項目は主観的に選ばれたものではなく現場で行なった調査の統計的根拠に基づいており変更は容易でなく，本質をゆがめない程度とした。本検査法は現在わが国で広く用いられている。発達の評価なくして療育はない。時代に伴う知能や発達の変化については議論のあるところである。使って頂いている読者の意見を広く参考にし，より良いものにしたいと願っている。

　　　　　　　　　　　　　　　　　平成21年5月　　　黒川　徹

## 検査表の作製まで

　遠城寺式分析的発達検査法は昭和33年，九州大学医学部小児科において約700名を対象として検査し，試案の数次にわたる改訂を重ね作製・発表された。

　本検査法の特徴はつぎのようであった。（1）移動運動，手の運動，言語，情緒，知的発達，社会的発達の各機能を分析的に評価できる。（2）脳性小児まひ，精神薄弱などの鑑別診断ができる。（3）0才児から使用できる。（4）初診後の発達進歩の問題点を容易に把握できる。（5）折れ線グラフで患者の両親にも説明しやすい。（6）検査法が簡便で，短時間で検査できる。

　本検査法は発表以来今日まで広く用いられてきたが，その後の20年間における子どもの生活環境の変化，検査法の進歩等をとり入れて，今回全面的改訂を行なった。その概略はつぎの通りである。

　移動運動，手の運動，社会的発達，言語発達に関する問題を旧版本検査表あるいは文献から選び，あるいは新しくつくってカードに書き込んだ。これらの問題を取捨選択し，試案を作成した。

　すなわち，発達段階を乳児期は1ヵ月毎（12段階），1才から1才6ヵ月までは2ヵ月毎（3段階），1才6ヵ月から3才までは3ヵ月毎（6段階），3才から5才は4ヵ月毎（6段階），計27段階に分けた。この試案に取り上げられた問題数は，移動運動64，手の運動51，基本的欲求48，対人関係53，発語46，理解31，計293項目であった。

　第一次試案を総計1,718名について検査した（5ページの表参照）。性別は男854名，女864名であった。検査は，九州大学医学部小児科医師，中村学園大学児童学科学生，やない小児科クリニック心理相談員，久山町乳幼児健診保健婦が行なった。検査対象者はつぎに記す福岡市・北九州市およびその近郊の幼稚園・保育園児，小児科外来・乳児検診受診者であった。

　福岡市——中村学園大学附属あさひ幼稚園・西南大学附属舞鶴幼稚園・
　　　　　東福岡幼稚園・九州大学医学部附属病院小児科・九州中央病
　　　　　院小児科・浜の町病院小児科・福岡市立第一病院小児科・松

本小児科・井上小児科・やない小児科クリニック・博多保健所。
粕屋郡──久山町乳幼児健診。
遠賀郡──芦屋町乳児健診。
北九州市──北九州市立門司乳児保育所・杉の実乳児保育園・若松乳児保育園。

　前記293項目の各々について年齢区分毎の通過率を算出した。最終的に問題を採用する基準は，通過率が年齢とともに増加し，あるいは少なくとも下降を示さず，ある年齢区分で急激な上昇を示し，また年齢区分での通過率が原則として60～70%であるものとした。すなわち，年齢相関を示し，しかも年齢特異性の高い問題を選んだ。問題が検査しやすいこと，あるいは日常生活場面でより一般的に観察されることをも考慮した。本手引書では最終的に採用された問題の各年齢区分毎の通過率のうち，4年齢区分の通過率のみが検査法の中で示されている。

**検査対象**

| 年齢 | 0:0 | 0:1 | 0:2 | 0:3 | 0:4 | 0:5 | 0:6 | 0:7 | 0:8 | 0:9 | 0:10 | 0:11 |
|---|---|---|---|---|---|---|---|---|---|---|---|---|
| 男 | 11 | 32 | 40 | 74 | 33 | 24 | 68 | 34 | 21 | 40 | 33 | 21 |
| 女 | 12 | 31 | 30 | 63 | 26 | 24 | 73 | 32 | 18 | 25 | 23 | 35 |
| 計 | 23 | 63 | 70 | 137 | 59 | 48 | 141 | 66 | 39 | 65 | 56 | 56 |

| 1:0~1:1 | 1:2~1:3 | 1:4~1:5 | 1:6~1:8 | 1:9~1:11 | 2:0~2:2 | 2:3~2:5 | 2:6~2:8 | 2:9~2:11 |
|---|---|---|---|---|---|---|---|---|
| 68 | 20 | 28 | 27 | 27 | 22 | 27 | 26 | 36 |
| 93 | 41 | 23 | 27 | 30 | 23 | 27 | 26 | 30 |
| 161 | 61 | 51 | 54 | 57 | 45 | 54 | 52 | 66 |

| 3:0~3:3 | 3:4~3:7 | 3:8~3:11 | 4:0~4:3 | 4:4~4:7 | 4:8~4:11 | | |
|---|---|---|---|---|---|---|---|
| 25 | 30 | 25 | 24 | 23 | 15 | 男総数 | 854 |
| 28 | 31 | 27 | 26 | 23 | 17 | 女総数 | 864 |
| 53 | 61 | 52 | 50 | 46 | 32 | 総計 | 1,718 |

## 検査用具

本検査法は，簡単に短時間に検査できることを特徴としているが，つぎのような用具が必要である。

1. ボール（直径約13 cm 大の手まり。けることができ，はずむもの）。
2. ガラガラ（カランコロンと音がするもの）。
3. ハンカチ（男性用の白いもの）。
4. おもちゃのたいこ（直径約15 cm，薄くてもよい）とバチ（1本）。
5. 広口のびん（直径約5 cm，ふたつき。ねじ込みでないもの）。
6. おもちゃの自動車。
7. クレヨン（赤，青，黄，緑色）。
8. 鉛筆またはボールペン。
9. 白い紙2枚。①飛行機折り用（20 cm×30 cm）。②はさみの使用法検査用（紙に四角を描いておき，その線に沿って切らせる）。
10. 色紙4枚（赤，青，黄，緑色）。
11. コップ（2個，プラスチック製の透明なもの）。
12. 積木（4個，約4.5 cm角の，プラスチック製のもの，色は赤，青，黄，緑）。
13. はさみ（幼稚園用）。
14. 鏡（子どもの顔がうつるくらいの大きさ）。
15. 絵3枚（犬・ねこ・はと・花を描いたもの1枚，バス・普通自動車・飛行機・電車・新幹線ひかり号を描いたもの1枚，パン・ミルク・ビスケットやクッキー・バナナ・ミカンを描いたもの1枚）。
16. ボタンはめ用のボタンと布。

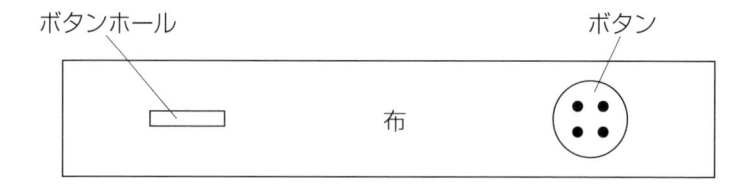

17. 大きい◯（直径6cm）と小さい◯（直径4cm）を並べて描いたカード。
18. 長い棒（15cm）と短い棒（10cm）。
19. 本・鉛筆・時計・椅子・電灯を描いた絵。
20. 碁石（直径約2cm，12個）。

［注］ 上記のうち，10. の色紙（4枚）と15. 17. 19. の絵カード（5枚）は本書に添付してあります。

## 検査の実際

　検査表は左から暦年齢，発達グラフ記入欄，検査問題と分かれており，発達グラフ及び検査問題は左から，移動運動，手の運動，基本的習慣，対人関係，発語，言語理解と並んでいる。各検査問題は上に行くにつれて年齢がすすみ，0ヵ月から4才7ヵ月まで測定できる（添付の見本参照）。
　検査する際，まず氏名，性別，生年月日，カルテ番号，検査年月日，診断名を記入する。グラフ欄の暦年齢の線上に，検査児の年齢相当位置に点をうつ。たとえば3才0ヵ月以上，3才4ヵ月未満はすべてその中間点（この場合は3才2ヵ月）に点をうつ（10ページの記入例参照。以下同じ）。
　つぎに検査法について述べる。検査児の暦年齢相当の問題から検査を始めるが，発達の遅れがみられる場合は，病歴等からみて適当と思われる段階の問題から始める。検査が合格であれば上の問題へすすみ，不合格が三つ続けば，多くの場合，それ以上検査をすすめる必要はない。下の方にも合格が三つ続けば，それ以下の検査はしなくてもよい。
　このような方法で移動運動，手の運動，基本的習慣と順次検査し，合格，不合格を○×でその問題のところに記入する。

### 発達グラフの記入法

　合格が三つ以上続いたのち不合格が三つ連続したとき，合格の一番上の検査問題に相当するところに点をうつ。もし，合格の一つ上の問題が不合格，その上が合格，そのつぎから不合格三つという場合は，連続合格の上に一つ合格を加えて，その線上に点をうつ。同様に，一つ不合格のつぎに上二つ合格，そのつぎから不合格三つという場合は，連続合格の上に二つ加えてその線上に点をうつ。
　たとえば移動運動で「立ったままでくるっとまわる」まで合格が続いて「片足で2，3秒立つ」が不合格，次の「でんぐりがえしをする」が合格，その上の「幅とび」から不合格三つという場合，「片足で2，3秒立つ」を合格，「でんぐりがえしをする」を不合格とみなして，移動運動は「片足で2，3秒立つ」欄の発達グラフの2才9ヵ月と3才0ヵ月の間の線上に

点をうつ。すなわち移動運動は2才9ヵ月から2才11ヵ月（3才0ヵ月未満）の発達を示している。

　このようにして，発達グラフの各点を結べば，その子どもの発達のプロフィールが一見してわかる。この線が暦年齢の点より上にあれば，発達はすぐれ，下にあればおくれていることになる。折線グラフが横に直線に近ければ全体的に発達のバランスがとれており，凸凹があったり，傾斜していれば，発達が不均衡であることを示している。

　発達遅滞の程度は各々の発達領野毎に発達指数類似の計算をすることによって判定できる。たとえば3才3ヵ月児が「両足でぴょんぴょん跳ぶ」までできるときは，発達は2才1.5ヵ月（2才0ヵ月以上2才3ヵ月未満の中間）とみなし，2才1.5ヵ月／3才3ヵ月＝65となる。通常3ないし4段階，暦年齢より下廻った発達段階を示すときは，病的遅滞があると考えられる。

　言語理解の領域で，8生月以下に検査問題の欄が空白のところがある。この場合の評価法はつぎのようにする。たとえば8生月児が「親の話し方で感情をききわける（禁止など）」ができて「『いけません』と言うとちょっと手をひっこめる」ができないとしても，当該児は遅れているとはいえない。また「親の話し方で感情を……」ができず「『いけません』と言うと……」ができたとしても，この場合，合格と不合格を入れ換えて6ヵ月段階まで発達しているというような判定を下すには無理が生ずる。よって，この場合は6〜9ヵ月の発達段階と考え，折れ線グラフの上ではその中間（7.5）に印をつける。しかし9生月児が「親の話し方で……」も「母の声と他の人の声をききわける」もできないとき，すなわち年齢に比し4〜5段階以上発達が下まわるときは発達遅滞があるといえる。つまり8生月までの言語理解は，通過率を参考にして粗大な遅滞を見出すときに有意であり，2〜3ヵ月程度の遅滞を判定することは困難であり慎重を要する。

| 暦年齢(年:月) | 移動運動 | 手の運動 | 基本的習慣 | 対人関係 | 発語 | 言語理解 |
|---|---|---|---|---|---|---|
| 4:8 | スキップができる | 紙飛行機を自分で折る | ひとりで着衣ができる | 砂場でニ人以上で協力して一つ山を作る | 文章の復唱(子供が人でブランコに乗っています。山の上に大きな月が出ました。きのうお母さんと買物に行きました。) | 左右がわかる |
| 4:4 | ブランコの立ちのり | はずれたボタンをつかう | 信号を見正しく道路を渡たる | ジャンケンで勝負をきめる | 四数詞の復唱 (2/3) 5-2-4-9 7-3-2-8 | 数の概念がわかる(5まで) |
| 4:0 | 片足で数秒ケンケンする | 紙を直線そって切る | 入浴時、ある程度自分で体を洗う | 母親にだまって友達の家に遊びに行く | 両親の姓名、住所を言う | 用途による物の指示(5/5)(本、鉛筆、時計、いす、電燈) |
| 3:8 | 幅とび(両足をそろえて前にとぶ) | 十字をかく | 鼻をかむ | 友達と順番にものを使う(ブランコなど) | 文章の復唱(きれいな花がさいています。子供がじょうずに歌をうたいます。) | 数の概念がわかる(3まで) |
| 3:4 | でんぐりがえしをする | ボタンをはめる | 顔をひとりで洗う | 「こうしていい?」と許可を求める | 同年齢の子供と会話ができる | 高い、低いがわかる |
| 3:0 | 片足で2~3秒立つ | はさみを使って紙を切る | 上着を自分で脱ぐ | ままごとで役割を演じることができる(小さい人形、ぬいぐるみ) | 二語文の復唱 (2/3) | 赤、青、黄、緑がわかる(4/4) |
| 2:9 | 立ったままくるっとまわる | まねて○をかく | 靴をはく | 年下の子の世話をしたがる | 二数詞の復唱 (2/3) 3-9 | 長い、短いがわかる |
| 2:6 | 足を交互に出して階段をあがる | まねて直線を引く | こぼさないでひとりで食べる | 友達といっしょに「はい」と言いつける | 自分の姓名を言う | 大きい、小さいがわかる |
| 2:3 | 両足でぴょんぴょん跳ぶ | 鉄棒などに両手でぶらさがる | ひとりでパンツを脱ぐ | 電話ごっこをする | 「きれいね」「おいしいね」などの表現ができる | 鼻、髪、歯、舌、へそを指示する(1/6) |
| ～ | ～ | ～ | ～ | ～ | ～ | ～ |
| 0:3 | あおむけにして体をおこしたとき頭を保つ | 頬にふれたものを取ろうとして手を動かす | 顔に布をかけられて不快を示す | 人の顔をじいっと見る | 泣かずに声を出す(アー、ウーなど) | 人の声でします |
| 0:2 | 腹ばいで頭をちょっとあげる | 手を口に持っていってしゃぶる | 満腹になると乳首を舌でおし出したり顔をそむけたりする | 人の顔かける方に向く | いろいろな泣き声を出す | |
| 0:1 | あおむけで左右に首の向きをかえる | 手にふれたものをつかむ | 空腹時に抱くと乳の方に向けてほしがる | 泣いているとき抱きあげるとやむ | 元気な声を出す | 大きな音に反応する |

# 検査問題

## 移動運動

**(0：0)**
**問題** あおむけで，ときどき左右に首の向きをかえる。
**方法** あおむけにねかせておく。頭を動かさないときは，頭部をちょっとつつくなど刺戟する。
**判定** 活発な動きでなくても，頭部を左右に動かせば合格。

| 年　齢 | 0:0 | 0:1 | 0:2 | 0:3 |
|---|---|---|---|---|
| 通過率 | 88.9 | 96.8 | 98.6 | 98.4 |

**(0：1)**
**問題** 腹ばいで頭をちょっとあげる。
**方法** 腹ばいにして腕を上にあげ頭の両側におき，顔を下につける。
**判定** 2〜3秒でも頭をちょっともち上げるようにすれば合格。

| 年　齢 | 0:0 | 0:1 | 0:2 | 0:3 |
|---|---|---|---|---|
| 通過率 | 33.3 | 54.0 | 80.0 | 89.6 |

**(0：2)**
**問題** あおむけにして体をおこしたとき，頭を保つ。
**方法** あおむけの位置で，両手あるいは両肩を持ってひきおこすようにする。
**判定** 体をひきおこすにつれ，頭がだらりとあとにのこらず，頭を保って，体に対してまっすぐになるようであれば合格。

| 年　齢 | 0:1 | 0:2 | 0:3 | 0:4 |
|---|---|---|---|---|
| 通過率 | 25.4 | 62.9 | 95.2 | 100 |

移動運動

**(0:3)**

**問題** 首がすわる。

**方法** 子どもをわきで支えて抱きあげ，体を少し傾けてみる。

**判定** 首を保ってぐらぐらしないか，自ら首を左右に動かせば合格。

| 年　齢 | 0:2 | 0:3 | 0:4 | 0:5 |
|---|---|---|---|---|
| 通過率 | 10.0 | 67.2 | 96.6 | 100 |

**(0:4)**

**問題** 横向きに寝かせると寝がえりをする。

**方法** あおむけから体を横向きにかえ，支えをはなす。

**判定** 体をねじって，そのままうつぶせになれば合格。

| 年　齢 | 0:3 | 0:4 | 0:5 | 0:6 |
|---|---|---|---|---|
| 通過率 | 40.0 | 76.2 | 97.9 | 99.2 |

**(0:5)**

**問題** 寝がえりをする。

**判定** あおむけから自力でうつぶせにできれば合格。

| 年　齢 | 0:4 | 0:5 | 0:6 | 0:7 |
|---|---|---|---|---|
| 通過率 | 39.0 | 66.7 | 89.1 | 90.4 |

**(0:6)**

**問題** 腹ばいで体をまわす。

**判定** 腹ばいの位置で，手と足をつかって体を回転させることができれば合格。

| 年　齢 | 0:5 | 0:6 | 0:7 | 0:8 |
|---|---|---|---|---|
| 通過率 | 27.1 | 72.7 | 79.7 | 88.9 |

## (0:7)

**問題** ひとりで座って遊ぶ。

**判定** 支えなしで，座ったまま，おもちゃをもてあそぶことができれば合格。

| 年　齢 | 0:6 | 0:7 | 0:8 | 0:9 |
|---|---|---|---|---|
| 通過率 | 35.9 | 64.1 | 88.9 | 94.2 |

## (0:8)

**問題** ものにつかまって立っている。

**方法** 食卓，ソファーなどに子どもをよりかからせて立たせる。

**判定** 両手を台の上におき，腹部で支えて立っていることができれば合格。

| 年　齢 | 0:7 | 0:8 | 0:9 | 0:10 |
|---|---|---|---|---|
| 通過率 | 40.6 | 72.2 | 86.5 | 98.1 |

## (0:9)

**問題** つかまって立ちあがる。

**判定** 座った位置から，食卓，ソファーなどにつかまりながら立ちあがれば合格。

| 年　齢 | 0:8 | 0:9 | 0:10 | 0:11 |
|---|---|---|---|---|
| 通過率 | 36.1 | 63.5 | 84.6 | 94.2 |

## (0:10)

**問題** つたい歩きをする。

**判定** 食卓，ソファーなどにつかまりながら，横向きに移動できれば合格。

| 年　齢 | 0:9 | 0:10 | 0:11 | 1:0〜1:1 |
|---|---|---|---|---|
| 通過率 | 44.2 | 73.1 | 80.8 | 100 |

移動運動

(0:11)

**問題** 座った位置から立ちあがる。

**判定** 座位から自力で立ちあがり，数秒間維持できれば合格。

| 年　齢 | 0:10 | 0:11 | 1:0〜1:1 | 1:2〜1:3 |
|---|---|---|---|---|
| 通過率 | 32.7 | 61.5 | 86.3 | 91.2 |

(1:0〜1:1)

**問題** 2〜3歩あるく。

**判定** 2〜3歩ひとりでどうにか歩ければ合格。

| 年　齢 | 0:11 | 1:0〜1:1 | 1:2〜1:3 | 1:4〜1:5 |
|---|---|---|---|---|
| 通過率 | 44.2 | 68.3 | 89.5 | 98.0 |

(1:2〜1:3)

**問題** 靴をはいて歩く。

**判定** 靴をはいて平坦な道を歩くことができれば合格。

| 年　齢 | 1:0〜1:1 | 1:2〜1:3 | 1:4〜1:5 | 1:6〜1:8 |
|---|---|---|---|---|
| 通過率 | 42.4 | 80.7 | 98.0 | 98.0 |

(1:4〜1:5)

**問題** 走る。

**判定** 小走りに安定して10メートルぐらい走ることができれば合格。

| 年　齢 | 1:2〜1:3 | 1:4〜1:5 | 1:6〜1:8 | 1:9〜1:11 |
|---|---|---|---|---|
| 通過率 | 35.1 | 64.0 | 87.0 | 96.4 |

(1：6〜1：8)
問題　ひとりで一段ごとに足をそろえながら階段をあがる。
判定　ものにつかまらずに一段ずつ足をそろえながら階段をあがることができれば合格。

| 年　齢 | 1:4〜1:5 | 1:6〜1:8 | 1:9〜1:11 | 2:0〜2:2 |
| --- | --- | --- | --- | --- |
| 通過率 | 60.0 | 75.9 | 85.5 | 97.8 |

(1：9〜1：11)
問題　ボールを前にける。
判定　ボール＊（直径約13 cm大）を，片足をあげてポンとけることができれば合格（＊p.6参照）。

| 年　齢 | 1:6〜1:8 | 1:9〜1:11 | 2:0〜2:2 | 2:3〜2:5 |
| --- | --- | --- | --- | --- |
| 通過率 | 48.1 | 70.9 | 75.6 | 88.7 |

(2：0〜2：2)
問題　両足でぴょんぴょんとぶ。
判定　両足をそろえて2〜3回ぴょんぴょんとびあがることができれば合格。

| 年　齢 | 1:9〜1:11 | 2:0〜2:2 | 2:3〜2:5 | 2:6〜2:8 |
| --- | --- | --- | --- | --- |
| 通過率 | 41.8 | 77.8 | 92.5 | 98.0 |

(2：3〜2：5)
問題　足を交互に出して階段をあがる。
判定　足を交互に出して一歩ずつ階段をあがることができれば合格。

| 年　齢 | 2:0〜2:2 | 2:3〜2:5 | 2:6〜2:8 | 2:9〜2:11 |
| --- | --- | --- | --- | --- |
| 通過率 | 48.9 | 62.3 | 86.8 | 87.8 |

移動運動

(2:6〜2:8)
問題　立ったままでくるっとまわる。
判定　片足でけってくるっと回転することができれば合格。一回転しなくてもよい。

| 年　齢 | 2:3〜2:5 | 2:6〜2:8 | 2:9〜2:11 | 3:0〜3:3 |
| --- | --- | --- | --- | --- |
| 通過率 | 41.5 | 65.3 | 67.7 | 69.8 |

(2:9〜2:11)
問題　片足で2〜3秒立つ。
判定　片足をあげて2〜3秒間，少しゆらゆらしながらでも立つことができれば合格。

| 年　齢 | 2:6〜2:8 | 2:9〜2:11 | 3:0〜3:3 | 3:4〜3:7 |
| --- | --- | --- | --- | --- |
| 通過率 | 24.5 | 64.6 | 66.0 | 83.6 |

(3:0〜3:3)
問題　でんぐりがえしをする。
判定　頭からでんぐりがえしができれば合格。

| 年　齢 | 2:9〜2:11 | 3:0〜3:3 | 3:4〜3:7 | 3:8〜3:11 |
| --- | --- | --- | --- | --- |
| 通過率 | 38.5 | 66.0 | 75.4 | 75.0 |

(3:4〜3:7)
問題　幅とび（両足をそろえて前にとぶ）。
判定　両足をそろえて，ピョンと前に，60 cm 以上とべれば合格。

| 年　齢 | 3:0〜3:3 | 3:4〜3:7 | 3:8〜3:11 | 4:0〜4:3 |
| --- | --- | --- | --- | --- |
| 通過率 | 30.2 | 60.7 | 73.1 | 93.9 |

(3:8～3:11)

**問題** 片足で数歩とぶ。

**判定** 片足をあげたまま，5～6歩，前にとぶことができれば合格。

| 年　齢 | 3:4～3:7 | 3:8～3:11 | 4:0～4:3 | 4:4～4:7 |
|---|---|---|---|---|
| 通過率 | 52.7 | 67.3 | 93.9 | 100 |

(4:0～4:3)

**問題** ブランコに立ちのりしてこぐ。

**判定** 縄やくさりのブランコに立ちのりして，自分で反動をつけてこぐことができれば合格。

| 年　齢 | 3:8～3:11 | 4:0～4:3 | 4:4～4:7 | 4:8～4:11 |
|---|---|---|---|---|
| 通過率 | 36.5 | 65.3 | 75.6 | 87.5 |

(4:4～4:7)

**問題** スキップができる。

**判定** 検査者がスキップをやってみせ，それをまねして数回スキップができれば合格。

| 年　齢 | 3:8～3:11 | 4:0～4:3 | 4:4～4:7 | 4:8～4:11 |
|---|---|---|---|---|
| 通過率 | 23.1 | 42.9 | 62.2 | 71.9 |

手の運動

# 手の運動

(0:0)

**問題**　手にふれたものをつかむ。
**方法**　赤ちゃんの手のひらをひろげ，検者の指などを手のひらにおく。
**判定**　ただちに手のひらを閉じて，検者の指をつかめば合格。

| 年　齢 | 0:0 | 0:1 | 0:2 | 0:3 |
|---|---|---|---|---|
| 通過率 | 88.9 | 88.9 | 94.3 | 96.8 |

(0:1)

**問題**　手を口に持っていってしゃぶる。
**判定**　自分の手を無意識のうちに口の方に動かし，しゃぶるような行動がみられると合格（はっきりした指しゃぶりではない）。

| 年　齢 | 0:0 | 0:1 | 0:2 | 0:3 |
|---|---|---|---|---|
| 通過率 | 44.4 | 68.3 | 82.9 | 96.8 |

(0:2)

**問題**　頬にふれたものを取ろうとして手を動かす。
**方法**　頬にハンカチ*をかぶせるようにする（* p.6参照）。
**判定**　手を顔の方に持っていき，ハンカチを取りのけようとする行動をしめせば合格（実際に取れなくてもよい）。

| 年　齢 | 0:1 | 0:2 | 0:3 | 0:4 |
|---|---|---|---|---|
| 通過率 | 33.3 | 67.1 | 80.0 | 96.6 |

(0:3)

**問題**　おもちゃをつかんでいる。
**方法**　かるいガラガラ*を子どもの手ににぎらせる（* p.6参照）。

**判定** ガラガラをしっかりにぎって，しばらく持っていることができれば合格。

| 年　齢 | 0:2 | 0:3 | 0:4 | 0:5 |
|---|---|---|---|---|
| 通過率 | 20.0 | 62.4 | 94.9 | 100 |

(0:4)

**問題** ガラガラを振る。
**方法** ガラガラ*を子どもの手ににぎらせる（*p.6参照）。
**判定** 持っているだけでなく，ガラガラを振って音がでれば合格。

| 年　齢 | 0:3 | 0:4 | 0:5 | 0:6 |
|---|---|---|---|---|
| 通過率 | 20.8 | 71.2 | 89.6 | 99.2 |

(0:5)

**問題** 手を出してものをつかむ。
**方法** ガラガラ*を，子どもが手をのばせばとどく所で鳴らす（*p.6参照）。
**判定** 子どもが手をのばして，ガラガラをつかむことができれば合格。

| 年　齢 | 0:4 | 0:5 | 0:6 | 0:7 |
|---|---|---|---|---|
| 通過率 | 54.2 | 75.0 | 100 | 100 |

(0:6)

**問題** おもちゃを一方の手から他方に持ちかえる。
**方法** ガラガラ*を一方の手に持たせる（*p.6参照）。
**判定** ガラガラであそんでいるうちに，他方の手に持ちかえることがあれば合格。

| 年　齢 | 0:5 | 0:6 | 0:7 | 0:8 |
|---|---|---|---|---|
| 通過率 | 45.8 | 72.7 | 90.1 | 100 |

手の運動

(0:7)
- **問題** 親指と人さし指でつかもうとする。
- **方法** 碁石*を子どもの前におく（*p.6参照）。
- **判定** 親指と人さし指で碁石をつかもうとすれば合格。指全体でつかむのは不可。

| 年　齢 | 0:6 | 0:7 | 0:8 | 0:9 |
|---|---|---|---|---|
| 通過率 | 23.4 | 64.7 | 77.8 | 96.2 |

(0:8)
- **問題** おもちゃのたいこをたたく。
- **方法** おもちゃのたいこ*を子どもの前におき，手にたいこのバチをにぎらせる（*p.6参照）。
- **判定** たいこをたたいて音が出れば合格。

| 年　齢 | 0:7 | 0:8 | 0:9 | 0:10 |
|---|---|---|---|---|
| 通過率 | 18.8 | 62.8 | 90.4 | 94.2 |

(0:9)
- **問題** びんのふたを，あけたりしめたりする。
- **方法** 広口の小さなびん*を子どもに持たせる。ふたは，かるくしめておく（*p.6参照）。
- **判定** ふたをあけたり，しめたりすることができれば合格。

| 年　齢 | 0:8 | 0:9 | 0:10 | 0:11 |
|---|---|---|---|---|
| 通過率 | 13.9 | 65.4 | 73.1 | 80.8 |

(0:10)
- **問題** おもちゃの車を手で走らせる。
- **方法** おもちゃの自動車*を検者がまず動かしてみせ，それを子どもの手に持たせる（*p.6参照）。

**判定** 自動車を動かすことができれば合格。

| 年　齢 | 0:9 | 0:10 | 0:11 | 1:0 |
|---|---|---|---|---|
| 通過率 | 30.8 | 61.5 | 81.5 | 95.0 |

(0:11)

**問題**　なぐり書きをする。

**方法**　クレヨンか鉛筆を子どもににぎらせ，紙を前におく。

**判定**　紙の上に，でたらめでも線がかければ合格。紙につきあてるようにするのは不可。

| 年　齢 | 0:10 | 0:11 | 1:0～1:1 | 1:2～1:3 |
|---|---|---|---|---|
| 通過率 | 44.2 | 63.5 | 78.4 | 96.5 |

(1:0～1:1)

**問題**　コップの中の小粒をとり出そうとする。

**方法**　コップ*の中に碁石*を数個いれ，子どもの前におく（* p.6, 7参照）。

**判定**　コップの中に手をいれて，碁石をとり出そうとすれば合格。

| 年　齢 | 0:11 | 1:0～1:1 | 1:2～1:3 | 1:4～1:5 |
|---|---|---|---|---|
| 通過率 | 50.0 | 84.2 | 91.2 | 100 |

(1:2～1:3)

**問題**　積木を二つ重ねる。

**方法**　約4.5 cm角の積木*を二つ，子どもの前におき，重ねてみせる。

**判定**　まねをして，二つ重ねることができれば合格（* p.6参照）。

| 年　齢 | 1:0～1:1 | 1:2～1:3 | 1:4～1:5 | 1:6～1:8 |
|---|---|---|---|---|
| 通過率 | 28.8 | 61.4 | 84.0 | 96.3 |

手の運動

(1:4～1:5)

**問題** コップからコップへ水を移す。

**方法** コップ*を二つ用意し，一方に水を半分ぐらい入れ，検者が他方へ水を移しかえてみせる。子どもに水の入ったコップを持たせる（* p.6参照）。

**判定** こぼさずに水を移すことができれば合格。

| 年　齢 | 1:2～1:3 | 1:4～1:5 | 1:6～1:8 | 1:9～1:11 |
|---|---|---|---|---|
| 通過率 | 33.3 | 70.0 | 92.6 | 93.8 |

(1:6～1:8)

**問題** 鉛筆でぐるぐる○をかく。

**方法** 紙を子どもの前におき，鉛筆を持たせる。検者が鉛筆を持って，ぐるぐる○をかく。

**判定** 子どもがまねてぐるぐる○をかけば合格。

| 年　齢 | 1:4～1:5 | 1:6～1:8 | 1:9～1:11 | 2:0～2:2 |
|---|---|---|---|---|
| 通過率 | 42.0 | 66.7 | 81.8 | 97.8 |

(1:9～1:11)

**問題** 積木を横に二つ以上ならべる。

**方法** 検者がまず積木*を二つ以上ならべてみせる（* p.6参照）。

**判定** それをまねて，子どもが積木を二つ以上そろえて横にならべることができれば合格。

| 年　齢 | 1:6～1:8 | 1:9～1:11 | 2:0～2:2 | 2:3～2:5 |
|---|---|---|---|---|
| 通過率 | 35.2 | 67.3 | 88.9 | 96.2 |

(2:0～2:2)

**問題** 鉄棒などに両手でぶらさがる。

**判定** 鉄棒などに両手で数秒間ぶらさがることができれば合格。

| 年　齢 | 1:9〜1:11 | 2:0〜2:2 | 2:3〜2:5 | 2:6〜2:9 |
|---|---|---|---|---|
| 通過率 | 23.6 | 68.9 | 84.9 | 89.8 |

(2:3〜2:5)

**問題**　まねて直線を引く。

**方法**　子どもに鉛筆を持たせ，検者が紙に直線を引いてみせ，同じように描くようにうながす。

**判定**　まねして同じような直線が引ければ合格。端の方が少し曲ってもよい。

| 年　齢 | 2:0〜2:2 | 2:3〜2:5 | 2:6〜2:8 | 2:9〜2:11 |
|---|---|---|---|---|
| 通過率 | 24.4 | 55.3 | 63.3 | 86.2 |

(2:6〜2:8)

**問題**　まねて○をかく。

**方法**　子どもに鉛筆を持たせ，紙に検者が○をかいてみせ，同じようにかくようにうながす。

**判定**　同じように○がかければ合格。少し楕円形になってもよいが，つながっていることが必要。

| 年　齢 | 2:3〜2:5 | 2:6〜2:8 | 2:9〜2:11 | 3:0〜3:3 |
|---|---|---|---|---|
| 通過率 | 35.8 | 59.2 | 84.6 | 84.9 |

(2:9〜2:11)

**問題**　はさみを使って紙を切る。

**方法**　子どもにはさみ*と紙をあたえ，紙を切るようにうながす（*p.6参照）。

**判定**　はさみを使って，適当に切ることができれば合格。

| 年　齢 | 2:6〜2:8 | 2:9〜2:11 | 3:0〜3:3 | 3:4〜3:7 |
|---|---|---|---|---|
| 通過率 | 49.0 | 69.2 | 83.0 | 91.8 |

手の運動

## (3：0〜3：3)

**問題** ボタンをはめる。

**方法** 直径1cmぐらいのボタンをはめさせる。

**判定** 自分の着ている衣服のボタンまたは検査用具のボタン*を，きちんとはめることができれば合格（* p.6参照）。

| 年　齢 | 2:9〜2:11 | 3:0〜3:3 | 3:4〜3:7 | 3:8〜3:11 |
|---|---|---|---|---|
| 通過率 | 47.7 | 62.3 | 72.1 | 94.2 |

## (3：4〜3：7)

**問題** 十字をかく。

**方法** 子どもに鉛筆を持たせ，検者が紙に十字をかき，そのとおりかくよう命ずる。

**判定** 大体正しく十字がかければ合格。

| 年　齢 | 3:0〜3:3 | 3:4〜3:7 | 3:8〜3:11 | 4:0〜4:3 |
|---|---|---|---|---|
| 通過率 | 15.1 | 57.4 | 59.6 | 87.8 |

## (3：8〜3：11)

**問題** 紙を直線にそって切る。

**方法** 子どもにはさみ*をあたえ，あらかじめ紙に描かれた四角形の辺縁の直線にそって紙を切るように命ずる（* p.6参照）。

**判定** 直線にそって紙を切ることができれば合格，直線から少しそれても，正しく切り直せば可。

| 年　齢 | 3:4〜3:7 | 3:8〜3:11 | 4:0〜4:3 | 4:4〜4:7 |
|---|---|---|---|---|
| 通過率 | 42.6 | 57.7 | 61.2 | 76.1 |

(4:0～4:3)

**問題** はずむボールをつかむ。

**方法** 検者がボール＊を床に落し，はずむボールをつかむ。子どもに同様のことをさせる（＊p.6参照）。

**判定** はずむボールを両手でつかむことができれば合格。

| 年　齢 | 3:8～3:11 | 4:0～4:3 | 4:4～4:7 | 4:8～4:11 |
|---|---|---|---|---|
| 通過率 | 28.8 | 57.1 | 65.7 | 82.9 |

(4:4～4:7)

**問題** 紙飛行機を自分で折る。

**方法** 20 cm×30 cm ぐらいの紙＊をあたえ，「飛行機を折ってごらん」という（＊p.6参照）。

**判定** 簡単な紙飛行機を折ることができれば合格。

| 年　齢 | 3:8～3:11 | 4:0～4:3 | 4:4～4:7 | 4:8～4:11 |
|---|---|---|---|---|
| 通過率 | 19.2 | 38.8 | 65.2 | 64.7 |

基本的習慣

# 基本的習慣

(0：0)

問題　空腹時に抱くと顔を乳の方に向けてほしがる。

判定　空腹時に抱いて，乳房，ミルクビンを顔の近くによせると，その方に顔を向けて口を動かし，吸うような行動がみられると合格。

| 年　齢 | 0:0 | 0:1 | 0:2 |
|---|---|---|---|
| 通過率 | 94.4 | 95.2 | 98.6 |

(0：1)

問題　満腹になると乳首を舌でおし出したり，顔をそむけたりする。

判定　お乳を十分飲むと，自分から乳首を舌でおし出したり，顔をそむけて，それ以上飲むのを拒む行動がみられると合格。

| 年　齢 | 0:0 | 0:1 | 0:2 | 0:3 |
|---|---|---|---|---|
| 通過率 | 38.9 | 94.6 | 97.1 | 97.7 |

(0：2)

問題　顔に布をかけられて不快を示す。

判定　ハンカチを顔にかけるとすぐに泣きだしたり，頭を動かしたり，手足をバタバタさせたりすれば合格。

| 年　齢 | 0:1 | 0:2 | 0:3 | 0:4 |
|---|---|---|---|---|
| 通過率 | 42.9 | 78.6 | 98.6 | 99.3 |

(0：3)

問題　スプーンから飲むことができる。

判定　スープや果汁などをさじで飲ませ，ある程度こぼさずに飲むことができれば合格。

| 年　齢 | 0:2 | 0:3 | 0:4 | 0:5 |
|---|---|---|---|---|
| 通過率 | 31.4 | 66.4 | 89.0 | 100 |

## (0:4)

**問題**　おもちゃを見ると動きが活発になる。

**判定**　ガラガラなどおもちゃを目の前に見せると，手足をバタバタさせたり，動きが活発になることがあれば合格。

| 年　齢 | 0:3 | 0:4 | 0:5 | 0:6 |
|---|---|---|---|---|
| 通過率 | 50.4 | 83.1 | 97.9 | 100 |

## (0:5)

**問題**　ビスケットやクッキーなどを自分で食べる。

**判定**　ビスケットなどを手に持たせると，口へ持っていって食べることができれば合格。

| 年　齢 | 0:4 | 0:5 | 0:6 | 0:7 |
|---|---|---|---|---|
| 通過率 | 13.3 | 60.4 | 89.1 | 93.8 |

## (0:6)

**問題**　コップから飲む。

**判定**　水や果汁を入れたコップを口にあててやり，あまりこぼさずに飲めると合格。

| 年　齢 | 0:5 | 0:6 | 0:7 | 0:8 |
|---|---|---|---|---|
| 通過率 | 29.2 | 76.6 | 82.8 | 86.1 |

## (0:7)

**問題**　顔をふこうとするといやがる。

**判定**　タオルで顔をふこうとすると，顔をそむけたり，手でタオルをのけようとすれば合格。

基本的習慣

| 年　齢 | 0:6 | 0:7 | 0:8 | 0:9 |
|---|---|---|---|---|
| 通過率 | 54.1 | 87.5 | 88.9 | 98.1 |

(0:8)

**問題**　コップなどを両手で口に持っていく。

**判定**　コップを両手で持って口にあてることができれば合格。

| 年　齢 | 0:6 | 0:7 | 0:8 | 0:9 |
|---|---|---|---|---|
| 通過率 | 39.1 | 57.8 | 75.0 | 90.4 |

(0:9)

**問題**　泣かずに欲求を示す。

**判定**　泣かずに表情や身ぶりで自分の欲求を母親に伝えることができれば合格。たとえば，見知らぬ人に抱かれて，母親の方へいこうと身をのりだす。

| 年　齢 | 0:8 | 0:9 | 0:10 | 0:11 |
|---|---|---|---|---|
| 通過率 | 36.1 | 63.8 | 79.6 | 90.4 |

(0:10)

**問題**　コップを自分で持って飲む。

**判定**　コップを両手で持って，中の水をあまりこぼさずに飲むことができれば合格。

| 年　齢 | 0:9 | 0:10 | 0:11 | 1:0〜1:1 |
|---|---|---|---|---|
| 通過率 | 34.6 | 53.8 | 65.4 | 79.9 |

(0:11)

**問題**　スプーンで食べようとする。

**判定**　皿の中の食物を少しでもスプーンですくって口にいれることができれば合格。

| 年　齢 | 0:10 | 0:11 | 1:0〜1:1 | 1:2〜1:3 |
|---|---|---|---|---|
| 通過率 | 40.4 | 69.2 | 87.8 | 96.5 |

(1:0〜1:1)

**問題**　お菓子のつつみ紙をとって食べる。

**判定**　あられ，キャラメルなどを包んでいる紙を取って，中のあられなどを食べることができれば合格。

| 年　齢 | 0:11 | 1:0〜1:1 | 1:2〜1:3 | 1:4〜1:5 |
|---|---|---|---|---|
| 通過率 | 19.2 | 61.7 | 72.1 | 82.0 |

(1:2〜1:3)

**問題**　自分の口もとをひとりでふこうとする。

**判定**　食物などが口のまわりについているとき，それを手やハンカチでふこうとすることがあれば合格。

| 年　齢 | 1:0〜1:1 | 1:2〜1:3 | 1:4〜1:5 | 1:6〜1:8 |
|---|---|---|---|---|
| 通過率 | 27.2 | 59.1 | 74.0 | 83.3 |

(1:4〜1:5)

**問題**　パンツをはかせるとき両足をひろげる。

**判定**　パンツをはかせようとするとき，足をひろげたり，片足をあげてはきやすいように協力すれば合格。

| 年　齢 | 1:2〜1:3 | 1:4〜1:5 | 1:6〜1:8 | 1:9〜1:11 |
|---|---|---|---|---|
| 通過率 | 45.6 | 72.0 | 94.4 | 100 |

(1:6〜1:8)

**問題**　ストローで飲む。

**判定**　ストローを使ってジュースなどを飲むことができれば合格。

基本的習慣

| 年齢 | 1:4〜1:5 | 1:6〜1:8 | 1:9〜1:11 | 2:0〜2:2 |
|---|---|---|---|---|
| 通過率 | 44.0 | 68.5 | 74.5 | 100 |

(1:9〜1:11)

**問題** 排尿を予告する。

**判定** 排尿前に「シー」とか身振りで予告することができれば合格。

| 年齢 | 1:6〜1:8 | 1:9〜1:11 | 2:0〜2:2 | 2:3〜2:5 |
|---|---|---|---|---|
| 通過率 | 44.4 | 80.5 | 91.1 | 100 |

(2:0〜2:2)

**問題** ひとりでパンツを脱ぐ。

**判定** ひとりでパンツを脱ぐことができれば合格。

| 年齢 | 1:6〜1:8 | 1:9〜1:11 | 2:0〜2:2 | 2:3〜2:5 |
|---|---|---|---|---|
| 通過率 | 24.1 | 58.2 | 77.8 | 90.6 |

(2:3〜2:5)

**問題** こぼさないでひとりで食べる。

**判定** 食事の自立。スプーンでもはしでもよいが、あまりこぼさないで食事ができれば合格。

| 年齢 | 2:0〜2:2 | 2:3〜2:5 | 2:6〜2:8 | 2:9〜2:11 |
|---|---|---|---|---|
| 通過率 | 37.8 | 64.2 | 73.5 | 84.6 |

(2:6〜2:8)

**問題** 靴をひとりではく。

**判定** ひもつきでない運動ぐつをひとりではければ合格。

| 年　齢 | 2:0〜2:2 | 2:3〜2:5 | 2:6〜2:8 | 2:9〜2:11 |
|---|---|---|---|---|
| 通過率 | 36.6 | 54.7 | 69.4 | 89.2 |

(2:9〜2:11)

**問題**　上着を自分で脱ぐ。

**判定**　かんたんな前あきの上着をひとりで脱ぐことができれば合格。

| 年　齢 | 2:6〜2:8 | 2:9〜2:11 | 3:0〜3:3 | 3:4〜3:7 |
|---|---|---|---|---|
| 通過率 | 46.9 | 61.5 | 78.2 | 86.9 |

(3:0〜3:3)

**問題**　顔をひとりで洗う。

**判定**　ひとりで顔を洗い，タオルでふくことができれば合格。

| 年　齢 | 2:9〜2:11 | 3:0〜3:3 | 3:4〜3:7 | 3:8〜3:11 |
|---|---|---|---|---|
| 通過率 | 52.3 | 58.5 | 78.7 | 78.8 |

(3:4〜3:7)

**問題**　鼻をかむ。

**判定**　ちり紙で鼻をかみ，ふきとることができれば合格。

| 年　齢 | 3:0〜3:3 | 3:4〜3:7 | 3:8〜3:11 | 4:0〜4:3 |
|---|---|---|---|---|
| 通過率 | 47.2 | 68.9 | 76.9 | 83.5 |

(3:8〜3:11)

**問題**　入浴時，ある程度自分で体を洗う。

**判定**　風呂で石けんを使って体を洗うことができれば合格。背中などは洗えなくてもよい。

基本的習慣

| 年　齢 | 3:0〜3:3 | 3:4〜3:7 | 3:8〜3:11 | 4:0〜4:3 |
|---|---|---|---|---|
| 通過率 | 39.6 | 60.7 | 73.1 | 87.8 |

(4:0〜4:3)

**問題**　信号をみて正しく道路をわたる。

**判定**　交差点の信号の赤，黄，青の意味がわかり，青のときわたることを行なっていれば合格。

| 年　齢 | 3:8〜3:11 | 4:0〜4:3 | 4:4〜4:7 | 4:8〜4:11 |
|---|---|---|---|---|
| 通過率 | 46.2 | 69.4 | 82.6 | 96.9 |

(4:4〜4:7)

**問題**　ひとりで着衣ができる。

**判定**　手伝ってもらわずに，自分の衣服を下着から正しく着ることができれば合格。

| 年　齢 | 3:8〜3:11 | 4:0〜4:3 | 4:4〜4:7 | 4:8〜4:11 |
|---|---|---|---|---|
| 通過率 | 51.9 | 62.6 | 73.9 | 87.5 |

## 対人関係

### (0:0)
**問題** 泣いているとき抱きあげるとしずまる。
**判定** 泣いているとき抱きあげると，泣きやんで静かになれば合格。

| 年　齢 | 0:0 | 0:1 | 0:2 |
|---|---|---|---|
| 通過率 | 67.8 | 74.6 | 92.9 |

### (0:1)
**問題** 人の顔をじいっと見つめる。
**判定** 人の顔をじいっと見つめることがあれば合格。明らかな注視ではない。人の顔が動いたとき眼で追うことはなくてもよい。

| 年　齢 | 0:0 | 0:1 | 0:2 | 0:3 |
|---|---|---|---|---|
| 通過率 | 22.2 | 85.7 | 100 | 99.2 |

### (0:2)
**問題** 人の声がする方に向く。
**判定** 子どもの寝ている横から声をかけると，その方へ顔をむけることがあれば合格。

| 年　齢 | 0:1 | 0:2 | 0:3 | 0:4 |
|---|---|---|---|---|
| 通過率 | 19.0 | 61.4 | 87.2 | 98.2 |

### (0:3)
**問題** あやされると声を出して笑う。
**判定** あやされたとき，声を出して笑うことがあれば合格。

| 年　齢 | 0:2 | 0:3 | 0:4 | 0:5 |
|---|---|---|---|---|
| 通過率 | 10.0 | 65.6 | 83.1 | 100 |

対人関係

(0:4)
**問題** 人を見ると笑いかける。
**判定** 母親などがそばに寄って行くと、子どもの方から積極的に笑いかけることがあれば合格。

| 年　齢 | 0:3 | 0:4 | 0:5 | 0:6 |
| --- | --- | --- | --- | --- |
| 通過率 | 23.2 | 64.4 | 81.3 | 88.3 |

(0:5)
**問題** 鏡に映った自分の顔に反応する。
**方法** 子どもの前に鏡をおく。または子どもを鏡の前につれて行き、子どもに鏡をみせる。
**判定** 鏡の中の自分の顔をみて、びっくりした表情をみせたり、手をだしてつかもうとすれば合格。

| 年　齢 | 0:4 | 0:5 | 0:6 | 0:7 |
| --- | --- | --- | --- | --- |
| 通過率 | 55.9 | 70.8 | 95.3 | 95.3 |

(0:6)
**問題** 親しみと怒った顔がわかる。
**判定** にこにこ笑いながら接したときには笑いかえし、ダメッと怒った顔には、顔をしかめたり泣いたりして、両者に対する反応が違えば合格。

| 年　齢 | 0:5 | 0:6 | 0:7 | 0:8 |
| --- | --- | --- | --- | --- |
| 通過率 | 50.0 | 72.7 | 81.3 | 91.7 |

(0:7)
**問題** 鏡を見て笑いかけたり、話しかけたりする。
**方法** 子どもの前に鏡をおく。または子どもを鏡の前につれて行って子ども自身の顔をみせる。
**判定** 鏡に映る自分の顔に笑いかけたり、声をかけたりすれば合格。

| 年　齢 | 0:6 | 0:7 | 0:8 | 0:9 |
|---|---|---|---|---|
| 通過率 | 61.7 | 73.4 | 86.1 | 96.2 |

(0：8)

問題　おもちゃをとられると不快を示す。

判定　子どもの手からおもちゃをとりあげたとき，泣きだしたり，不快な感情をしめせば合格。

| 年　齢 | 0:7 | 0:8 | 0:9 | 0:10 |
|---|---|---|---|---|
| 通過率 | 63.3 | 77.8 | 90.4 | 96.2 |

(0：9)

問題　身ぶりをまねする（イナイイナイバーなど）。

方法　母親がイナイイナイバーなど，身ぶりをしてみせる。

判定　子どもがそれをまねて同じような身ぶりをすれば合格。

| 年　齢 | 0:8 | 0:9 | 0:10 | 0:11 |
|---|---|---|---|---|
| 通過率 | 33.3 | 75.0 | 86.5 | 90.4 |

(0：10)

問題　人見知りをする。

判定　まったく知らない人に対して家人と違った反応（こわがったり，恥ずかしがったり）をすれば合格。以前人見知りをして，現在はしなくなったという場合も合格。

| 年　齢 | 0:9 | 0:10 | 0:11 | 1:0 |
|---|---|---|---|---|
| 通過率 | 40.4 | 63.5 | 69.2 | 86.3 |

対人関係

## (0:11)

**問題** 父や母の後追いをする。

**判定** 父や母が出かけようとするとき，後追いをして泣くようなことがあれば合格。

| 年　齢 | 0:10 | 0:11 | 1:0～1:1 | 1:2～1:4 |
|---|---|---|---|---|
| 通過率 | 51.9 | 76.9 | 92.1 | 94.7 |

## (1:0～1:1)

**問題** ほめられると，同じ動作をくり返す。

**判定** イナイイナイバーなどをして，ほめられると，得意になって何度もやるということがあれば合格。

| 年　齢 | 0:11 | 1:0～1:1 | 1:2～1:3 | 1:4～1:5 |
|---|---|---|---|---|
| 通過率 | 53.8 | 71.9 | 86.0 | 98.0 |

## (1:2～1:3)

**問題** 簡単な手伝いをする。

**判定** 母親が片付けなどしていると，一緒になってものをとってくれたりすることがあれば合格。

| 年　齢 | 1:0～1:1 | 1:2～1:3 | 1:4～1:5 | 1:6～1:7 |
|---|---|---|---|---|
| 通過率 | 27.3 | 64.9 | 92.0 | 94.2 |

## (1:4～1:5)

**問題** 困難なことに出会うと助けを求める。

**判定** たとえば棚にあるおもちゃがとれないとき，母親にとってくれるよう身振りでしめすことがあれば合格。

| 年　齢 | 1:2～1:3 | 1:4～1:5 | 1:6～1:8 | 1:9～1:11 |
|---|---|---|---|---|
| 通過率 | 54.4 | 78.0 | 79.6 | 92.7 |

(1:6～1:8)

**問題** 友達と手をつなぐ。

**判定** 友達と手をつないで歩いたり，遊んだりできれば合格。

| 年　齢 | 1:4～1:5 | 1:6～1:8 | 1:9～1:11 | 2:0～2:2 |
|---|---|---|---|---|
| 通過率 | 50.0 | 79.6 | 85.5 | 93.3 |

(1:9～1:11)

**問題** 親から離れて遊ぶ。

**判定** 砂場などで，親がそばにいなくても，ひとりで遊ぶことができれば合格。

| 年　齢 | 1:6～1:8 | 1:9～1:11 | 2:0～2:2 | 2:3～2:5 |
|---|---|---|---|---|
| 通過率 | 55.6 | 83.6 | 86.7 | 94.3 |

(2:0～2:2)

**問題** 電話ごっこをする。

**判定** 母親と，おもちゃの電話でモシモシなど電話のまねができれば合格。

| 年　齢 | 1:9～1:11 | 2:0～2:2 | 2:3～2:5 | 2:6～2:8 |
|---|---|---|---|---|
| 通過率 | 21.8 | 60.0 | 70.9 | 79.2 |

(2:3～2:5)

**問題** 友達とけんかをすると，言いつけにくる。

**判定** 友達とけんかをして，母親にそれを言いつけにくるようなことがあれば合格。

| 年　齢 | 2:0～2:2 | 2:3～2:5 | 2:6～2:8 | 2:9～2:11 |
|---|---|---|---|---|
| 通過率 | 48.9 | 81.1 | 83.3 | 88.5 |

対人関係

**(2:6〜2:8)**

問題　年下の子どもの世話をやきたがる。

判定　年下の子どもに対して，世話をしたり，愛情をしめしたりすることがあれば合格。

| 年　齢 | 2:3〜2:5 | 2:6〜2:8 | 2:9〜2:11 | 3:0〜3:3 |
|---|---|---|---|---|
| 通過率 | 62.3 | 71.4 | 86.9 | 90.6 |

**(2:9〜2:11)**

問題　ままごとで役を演じることができる。

判定　ままごと遊びで父，母や赤ちゃんの役をしたりすることができれば合格。

| 年　齢 | 2:6〜2:8 | 2:9〜2:11 | 3:0〜3:3 | 3:4〜3:7 |
|---|---|---|---|---|
| 通過率 | 30.6 | 62.3 | 67.9 | 80.3 |

**(3:0〜3:3)**

問題　「こうしていい？」と許可を求める。

判定　母親に自分のしたいことについて許可を求めることがあれば合格。

| 年　齢 | 2:9〜2:11 | 3:0〜3:3 | 3:4〜3:7 | 3:8〜3:11 |
|---|---|---|---|---|
| 通過率 | 26.2 | 54.7 | 80.3 | 82.7 |

**(3:4〜3:7)**

問題　友達と順番にものを使う（ブランコなど）。

判定　友達とブランコなどで遊ぶときに，順番を待つことができれば合格。

| 年　齢 | 3:0〜3:3 | 3:4〜3:7 | 3:8〜3:11 | 4:0〜4:3 |
|---|---|---|---|---|
| 通過率 | 54.7 | 68.9 | 75.0 | 93.9 |

## (3:8〜3:11)

**問題** 母親にことわって友達の家に遊びに行く。

**判定** 近くの友達の家に,母親の許可を求めてから遊びに行くことがあれば合格。

| 年　齢 | 3:4〜3:7 | 3:8〜3:11 | 4:0〜4:3 | 4:4〜4:7 |
|---|---|---|---|---|
| 通過率 | 37.7 | 65.4 | 77.6 | 78.3 |

## (4:0〜4:3)

**問題** ジャンケンで勝負をきめる。

**判定** ジャンケンの仕方がわかり,それで勝負をきめることができれば合格。

| 年　齢 | 3:8〜3:11 | 4:0〜4:3 | 4:4〜4:7 | 4:8〜4:11 |
|---|---|---|---|---|
| 通過率 | 40.4 | 63.3 | 73.9 | 90.6 |

## (4:4〜4:7)

**問題** 砂場で2人以上で協力してひとつの山をつくる。

**判定** 砂場遊びで,友達と協力して山をつくったりして遊ぶことができれば合格。

| 年　齢 | 3:8〜3:11 | 4:0〜4:3 | 4:4〜4:7 | 4:8〜4:11 |
|---|---|---|---|---|
| 通過率 | 46.1 | 59.2 | 78.3 | 90.6 |

# 発　語

## (0:0)

**問題**　元気な声で泣く。

**判定**　泣声が大きく，元気な声であれば合格。

| 年　齢 | 0:0 | 0:1 | 0:2 |
|---|---|---|---|
| 通過率 | 95.6 | 95.4 | 100.0 |

## (0:1)

**問題**　いろいろな泣き声を出す。

**判定**　泣き声に変化があり，はげしい，甘えたような，ねむたげななど，区別ができれば合格。

| 年　齢 | 0:0 | 0:1 | 0:2 | 0:3 |
|---|---|---|---|---|
| 通過率 | 44.4 | 68.3 | 92.9 | 99.2 |

## (0:2)

**問題**　泣かずに声を出す。

**判定**　きげんの良いときにアー，ウァ，ウーウー，オーオーなど母音を出すことがあれば合格。

| 年　齢 | 0:1 | 0:2 | 0:3 | 0:4 |
|---|---|---|---|---|
| 通過率 | 54.0 | 74.0 | 98.4 | 100.0 |

## (0:3)

**問題**　声を出して笑う。

**判定**　あやしたとき，声を出して笑えば合格。

| 年　齢 | 0:2 | 0:3 | 0:4 | 0:5 |
|---|---|---|---|---|
| 通過率 | 30.0 | 60.0 | 100.0 | 100.0 |

(0：4)

**問題**　キャーキャーいう。

**判定**　キャーキャーというような声が出れば合格。

| 年　齢 | 0:3 | 0:4 | 0:5 | 0:6 |
|---|---|---|---|---|
| 通過率 | 34.4 | 83.1 | 93.5 | 95.3 |

(0：5)

**問題**　人に向って声を出す。

**判定**　あやしたりすると，それに応じて声を出せば合格。

| 年　齢 | 0:4 | 0:5 | 0:6 | 0:7 |
|---|---|---|---|---|
| 通過率 | 64.4 | 81.3 | 88.3 | 95.3 |

(0：6)

**問題**　おもちゃなどに向って声を出す。

**判定**　人形などに対して語りかけるように声を出せば合格。

| 年　齢 | 0:5 | 0:6 | 0:7 | 0:8 |
|---|---|---|---|---|
| 通過率 | 58.3 | 79.7 | 93.8 | 97.2 |

(0：7)

**問題**　マ，バ，パなどの音声が出る。

**判定**　マ，バ，パなど唇音が出れば合格。

| 年　齢 | 0:6 | 0:7 | 0:8 | 0:9 |
|---|---|---|---|---|
| 通過率 | 50.8 | 70.3 | 86.1 | 94.2 |

発語

## (0:8)

**問題** タ，ダ，チャなどの音声が出る。

**判定** タ，ダ，チャなど舌音が出れば合格。

| 年　齢 | 0:7 | 0:8 | 0:9 | 0:10 |
|---|---|---|---|---|
| 通過率 | 39.1 | 65.6 | 88.5 | 90.6 |

## (0:9)

**問題** さかんにおしゃべりをする（喃語）。

**判定** つらなった発音（喃語）がさかんに出るようになれば合格。

| 年　齢 | 0:8 | 0:9 | 0:10 | 0:11 |
|---|---|---|---|---|
| 通過率 | 36.1 | 88.5 | 90.4 | 90.4 |

## (0:10)

**問題** 音声をまねようとする。

**判定** 母親がアーアー，マーマーなど語りかけると，その声をまねるようにアーアー，マーマーと言うことができれば合格。

| 年　齢 | 0:8 | 0:9 | 0:10 | 0:11 |
|---|---|---|---|---|
| 通過率 | 38.9 | 63.5 | 71.2 | 90.4 |

## (0:11)

**問題** ことばを1～2語，正しくまねる。

**判定** ウマウマ，パパなど，ことばを正しくまねることができれば合格。

| 年　齢 | 0:10 | 0:11 | 1:0～1:1 | 1:2～1:3 |
|---|---|---|---|---|
| 通過率 | 53.8 | 71.2 | 89.2 | 93.0 |

(1：0～1：1)

問題　2語言える。

判定　ウマウマ，ブーブー，パパなど，2語ことばがでれば合格。

| 年　齢 | 0：11 | 1：0～1：1 | 1：2～1：3 | 1：4～1：5 |
|---|---|---|---|---|
| 通過率 | 44.2 | 72.7 | 78.9 | 98.0 |

(1：2～1：3)

問題　3語言える。

判定　三つことばがでれば合格。

| 年　齢 | 1：0～1：1 | 1：2～1：3 | 1：4～1：5 | 1：6～1：7 |
|---|---|---|---|---|
| 通過率 | 54.7 | 70.2 | 92.0 | 93.0 |

(1：4～1：5)

問題　絵本を見てひとつのものの名前を言う。

方法　犬，ねこ，乗物などの絵\*を指さし，「これはなあに？」と問う（\* p.6参照）。

判定　何かひとつの名前（ワンワン，ブーブーなど幼児語でよい）を言うことができれば合格。

| 年　齢 | 1：2～1：3 | 1：4～1：5 | 1：6～1：8 | 1：9～1：11 |
|---|---|---|---|---|
| 通過率 | 33.3 | 72.0 | 80.4 | 92.7 |

(1：6～1：8)

問題　絵本を見て三つのものの名前を言う。

判定　三つのもの\*の名前を言うことができれば合格（\* p.6参照）。

| 年　齢 | 1：4～1：5 | 1：6～1：8 | 1：9～1：11 | 2：0～2：2 |
|---|---|---|---|---|
| 通過率 | 46.0 | 53.7 | 74.5 | 93.3 |

発　語

(1：9〜1：11)

**問題**　2語文を話す（「ワンワンキタ」など）。

**判定**　「ウマウマチョーダイ」「ワンワンキタ」など，2語文がでれば合格。

| 年　齢 | 1:6〜1:8 | 1:9〜1:11 | 2:0〜2:2 | 2:3〜2:5 |
|---|---|---|---|---|
| 通過率 | 25.9 | 63.6 | 85.7 | 86.8 |

(2：0〜2：2)

**問題**　「きれいね」「おいしいね」などの表現ができる。

**判定**　「わあ，きれい」「かわいい」「おいしい」などの感動文を使うことがあれば合格。

| 年　齢 | 1:9〜1:11 | 2:0〜2:2 | 2:3〜2:5 | 2:6〜2:8 |
|---|---|---|---|---|
| 通過率 | 41.8 | 64.4 | 66.0 | 81.6 |

(2：3〜2：5)

**問題**　自分の姓名を言う。

**方法**　「あなたの名前をちゃんと言ってごらん」と言ってみる。姓の方を省略することがあれば，「上につく名前は？」と問いなおす。

**判定**　姓と名と両方とも言うことができれば合格。

| 年　齢 | 2:0〜2:2 | 2:3〜2:5 | 2:6〜2:8 | 2:9〜2:11 |
|---|---|---|---|---|
| 通過率 | 28.9 | 67.9 | 67.3 | 84.6 |

(2：6〜2：8)

**問題**　2数詞の復唱。(2/3)

**方法**　「私の言うとおり言ってごらん」と子どもに話して，「5，8」「6，2」「3，9」とひとつずつ言い，復唱させる。

**判定**　三つのうち二つできれば合格。

| 年　齢 | 2:3～2:5 | 2:6～2:8 | 2:9～2:11 | 3:0～3:3 |
|---|---|---|---|---|
| 通過率 | 49.1 | 63.3 | 89.2 | 94.3 |

## (2:9～2:11)

**問題**　2語文の復唱。(2/3)

**方法**　「今から，ことばを言いますから，私の言うとおりに言って下さい」と前おきして，次のことばを復唱させる。「小さな人形」「赤い風船」「おいしいお菓子」。

**判定**　三つのうち二つ正しく復唱できれば合格。

| 年　齢 | 2:6～2:8 | 2:9～2:11 | 3:0～3:3 | 3:4～3:7 |
|---|---|---|---|---|
| 通過率 | 49.0 | 66.2 | 77.4 | 86.9 |

## (3:0～3:3)

**問題**　同年齢の子どもと会話ができる。

**判定**　同年齢の子ども同士でかんたんな会話ができれば合格。

| 年　齢 | 2:9～2:11 | 3:0～3:3 | 3:4～3:7 | 3:8～3:11 |
|---|---|---|---|---|
| 通過率 | 41.5 | 71.7 | 88.5 | 92.3 |

## (3:4～3:7)

**問題**　文章の復唱。(2/3)

**方法**　次の文章の復唱をさせる。――「きれいな花が咲いています」「飛行機は空を飛びます」「じょうずに歌をうたいます」。

**判定**　三つのうち二つ，脱落なく完全に復唱できれば合格。

| 年　齢 | 3:0～3:3 | 3:4～3:7 | 3:8～3:11 | 4:0～4:3 |
|---|---|---|---|---|
| 通過率 | 41.5 | 72.1 | 86.5 | 93.9 |

発　語

(3:8～3:11)

**問題**　両親の姓名，住所を言う。

**判定**　両親の姓名を正しく言い，住所は町の名前まで言えれば合格。

| 年　齢 | 3:4～3:7 | 3:8～3:11 | 4:0～4:3 | 4:4～4:7 |
|---|---|---|---|---|
| 通過率 | 45.9 | 69.2 | 87.8 | 93.9 |

(4:0～4:3)

**問題**　4 数詞の復唱。(2/3)

**方法**　次の四つの数をゆっくり言い，そのとおり復唱させる。──「5―2―4―9」「6―8―3―5」「7―3―2―8」。

**判定**　3 問中 2 問，間違いなく言うことができれば合格。

| 年　齢 | 3:8～3:11 | 4:0～4:3 | 4:4～4:7 | 4:8～4:11 |
|---|---|---|---|---|
| 通過率 | 17.3 | 51.0 | 63.0 | 87.5 |

(4:4～4:7)

**問題**　文章の復唱。(2/3)

**方法**　次の文章を復唱させる。──「子どもが二人ブランコに乗っています」「山の上に大きな月が出ました」「きのうお母さんと買物に行きました」。

**判定**　三つのうち二つ，脱落なく完全に復唱できれば合格。

| 年　齢 | 3:8～3:11 | 4:0～4:3 | 4:4～4:7 | 4:8～4:11 |
|---|---|---|---|---|
| 通過率 | 25.0 | 58.3 | 63.0 | 87.5 |

## 言語理解

(0:0)

**問題** 大きな音に反応する。
**方法** 子どもの横で,拍手をして大きな音をたてる。
**判定** 音にびっくりしたように,手足を動かしたりすれば合格。

| 年　齢 | 0:0 | 0:1 | 0:2 |
|---|---|---|---|
| 通過率 | 91.3 | 96.8 | 97.1 |

(0:2)

**問題** 人の声でしずまる。
**判定** 泣いているときに,あやすようなことばをかけると,泣きやんで静かになれば合格。

| 年　齢 | 0:1 | 0:2 | 0:3 | 0:4 |
|---|---|---|---|---|
| 通過率 | 50.8 | 85.7 | 86.1 | 100 |

(0:4)

**問題** 母の声と他の人の声をききわける。
**判定** 他人の声ではあまり反応がなく,母親の声に表情が変ったり,動きが活発になるなど,声の違いがききわけられるようであれば合格。

| 年　齢 | 0:2 | 0:3 | 0:4 | 0:5 |
|---|---|---|---|---|
| 通過率 | 0 | 48.1 | 77.9 | 95.8 |

(0:6)

**問題** 親の話し方で感情をききわける。
**判定** 母親の話し方をやさしくしたり,きびしい調子にする（禁止など）ことによって,子どもの反応,表情が違えば合格。

言語理解

| 年　齢 | 0:5 | 0:6 | 0:7 | 0:8 |
|---|---|---|---|---|
| 通過率 | 45.8 | 62.5 | 71.9 | 86.1 |

(0:9)

問題　「いけません」と言うと，ちょっと手をひっこめる。

判定　あつかってはいけないものに手をのばして取ろうとするとき，「いけません」と声をかけるだけで手をひっこめることがあれば合格。

| 年　齢 | 0:8 | 0:9 | 0:10 | 0:11 |
|---|---|---|---|---|
| 通過率 | 47.2 | 71.2 | 88.5 | 92.2 |

(0:10)

問題　「バイバイ」や「さようなら」のことばに反応する。

判定　「バイバイ（さようなら）」と声をかけると子どもがそれに応じて手を振るようであれば合格。検者は声をかけるだけで，手は振らないこと。

| 年　齢 | 0:8 | 0:9 | 0:10 | 0:11 |
|---|---|---|---|---|
| 通過率 | 30.6 | 61.5 | 78.8 | 86.5 |

(0:11)

問題　要求を理解する。(1/3)

判定　「おいで」「ちょうだい」「ねんね」と話しかけて，それに応じた行動ができれば合格。3問中1問できればよい。

| 年　齢 | 0:10 | 0:11 | 1:0〜1:1 | 1:2〜1:3 |
|---|---|---|---|---|
| 通過率 | 46.2 | 63.5 | 98.6 | 98.2 |

## (1：0～1：1)

**問題** 要求を理解する。(3/3)
**判定** 前問が三つともできれば合格。

| 年　齢 | 0:11 | 1:0～1:1 | 1:2～1:3 | 1:4～1:5 |
|---|---|---|---|---|
| 通過率 | 40.4 | 70.5 | 84.2 | 98.0 |

## (1：2～1：3)

**問題** 簡単な命令を実行する。
**判定** たとえば「おもちゃを持っていらっしゃい」などの簡単な命令を実行できれば合格。

| 年　齢 | 1:0～1:1 | 1:2～1:3 | 1:4～1:5 | 1:6～1:8 |
|---|---|---|---|---|
| 通過率 | 18.0 | 59.6 | 92.0 | 92.6 |

## (1：4～1：5)

**問題** 絵本を読んでもらいたがる。
**判定** 動物，乗物などの簡単な話の絵本を読んでもらうことを好めば合格。

| 年　齢 | 1:2～1:3 | 1:4～1:5 | 1:6～1:8 | 1:9～1:11 |
|---|---|---|---|---|
| 通過率 | 52.6 | 68.0 | 74.1 | 81.8 |

## (1：6～1：8)

**問題** 目，口，耳，手，足，腹を指示する。(4/6)
**方法** 「あなたの目はどれですか，口はどれですか……」と聞いて，それを指示させる。
**判定** 6問中4問正解の場合は合格。

| 年　齢 | 1:4～1:5 | 1:6～1:8 | 1:9～1:11 | 2:0～2:2 |
|---|---|---|---|---|
| 通過率 | 38.0 | 65.6 | 81.8 | 91.1 |

言語理解

(1:9〜1:11)

**問題** 「もうひとつ」「もうすこし」がわかる。

**方法** 積木＊を数個子どもの前におき，一個を子どもに与える。そして「もうひとつ取りなさい」と命ずる。検者がコップ＊から水をすこし他のコップに移し，子どもに「もうすこし移しなさい」と命ずる（＊p.6参照）。

**判定** 言われたとおり，もうひとつ手に取ると合格。または水をもうすこし移すと合格。

| 年　齢 | 1:6〜1:8 | 1:9〜1:11 | 2:0〜2:2 | 2:3〜2:5 |
|---|---|---|---|---|
| 通過率 | 14.8 | 60.9 | 73.0 | 88.7 |

(2:0〜2:2)

**問題** 鼻，髪，歯，舌，へそ，爪を指示する。(4/6)

**方法** 「あなたの鼻はどれですか」「髪はどれですか」と聞き，それを指示させる。

**判定** 6問中4問正解のとき合格。

| 年　齢 | 1:9〜1:11 | 2:0〜2:2 | 2:3〜2:5 | 2:6〜2:8 |
|---|---|---|---|---|
| 通過率 | 40.0 | 66.7 | 72.6 | 79.6 |

(2:3〜2:5)

**問題** 大きい，小さいがわかる。

**方法** 大きい○と小さい○を紙に書き＊「大きい○はどれですか」「小さい○はどれですか」ときく（＊p.6参照）。

**判定** それぞれ正しく指示したとき合格。

| 年　齢 | 2:0〜2:2 | 2:3〜2:5 | 2:6〜2:8 | 2:9〜2:11 |
|---|---|---|---|---|
| 通過率 | 42.2 | 73.0 | 79.4 | 84.6 |

(2：6〜2：8)

問題　長い，短いがわかる。

方法　長さ15 cmの棒と10 cmの棒＊をおき「長いのはどれですか」「短いのはどれですか」ときく（＊p.7参照）。

判定　正しく指示した場合，合格。

| 年　齢 | 2:3〜2:5 | 2:6〜2:8 | 2:9〜2:11 | 3:0〜3:2 |
|---|---|---|---|---|
| 通過率 | 37.7 | 57.1 | 66.2 | 69.8 |

(2：9〜2：11)

問題　赤，青，黄，緑がわかる。（4/4）

方法　赤，青，黄，緑の色紙＊かクレヨンをみせて，「赤はどれですか」というふうに言って指示させる（＊p.6参照）。

判定　四つとも正しく指示すれば合格。

| 年　齢 | 2:6〜2:8 | 2:9〜2:11 | 3:0〜3:3 | 3:4〜3:7 |
|---|---|---|---|---|
| 通過率 | 42.9 | 60.0 | 74.7 | 83.9 |

(3：0〜3：3)

問題　高い，低いがわかる。

方法　積木を四つと二つ積み，「高い方はどれですか」「低い方はどれですか」と指示させる。

判定　正しく指示した場合，合格。

| 年　齢 | 2:9〜2:11 | 3:0〜3:3 | 3:4〜3:7 | 3:8〜3:11 |
|---|---|---|---|---|
| 通過率 | 46.2 | 58.5 | 83.6 | 96.2 |

(3：4〜3：7)

問題　数の概念がわかる（3まで）。

方法　積木を数個，子どもの前におき，「この中から二つ取りなさい，三つ取りなさい」と命ずる。

言語理解

**判定** 確実に二つ，三つ取ったとき合格。

| 年　齢 | 3:0〜3:3 | 3:4〜3:7 | 3:8〜3:11 | 4:0〜4:3 |
|---|---|---|---|---|
| 通過率 | 34.0 | 73.8 | 74.2 | 95.9 |

(3：8〜3：11)

**問題** 用途による物の指示。(5/5)
**方法** 絵＊を見せて，「読むものはどれですか，書くものはどれですか，時間をみるものはどれですか，こしかけるものはどれですか，部屋を明るくするものはどれですか」と問う（＊p.7参照）。
**判定** それぞれ，本，鉛筆，時計，椅子，電灯を全部指示すれば合格。

| 年　齢 | 3:0〜3:3 | 3:4〜3:7 | 3:8〜3:11 | 4:0〜4:3 |
|---|---|---|---|---|
| 通過率 | 54.5 | 76.9 | 82.1 | 97.2 |

(4：0〜4：3)

**問題** 数の概念がわかる（5まで）。
**方法** 積木を数個，子どもの前におき，「この中から四つ取りなさい，五つ取りなさい」と命ずる。
**判定** 正しく四つ，五つ取ったとき合格。

| 年　齢 | 3:8〜3:11 | 4:0〜4:3 | 4:4〜4:7 | 4:8〜4:11 |
|---|---|---|---|---|
| 通過率 | 36.5 | 63.3 | 73.6 | 93.8 |

(4：4〜4：7)

**問題** 左右がわかる。
**方法** 「あなたの右手はどれですか」「左の眼は？」「右の耳は？」と問う。
**判定** 左右の区別がはっきりできれば合格。

| 年　齢 | 3:8〜3:11 | 4:0〜4:3 | 4:4〜4:7 | 4:8〜4:11 |
|---|---|---|---|---|
| 通過率 | 34.6 | 49.0 | 65.2 | 93.8 |

# 結果の処理

**発達の診断**

　各発達分野の検査結果をグラフ記入欄に印をつけ，暦年齢の線にも検査児の年齢のところに点をうち，年齢を記入しておく。これらの点を結んだ線が発達グラフである。この線が横に直線に近ければ，バランスのとれた発達を示し，凸凹がつよければ不均衡な発達といえる。生活年齢の点より上にあるものは良好な発達，下にあれば遅れているといえる。

　脳性まひでは運動面の遅れが目立ち，障害が下肢にあるか，上肢にあるか一見してわかる。また，言語面では言語理解は良いが，発語が遅れていることが多い。精神薄弱児では移動運動はあまり遅れず，手の運動や発語，言語理解の遅れがよくみられる。情緒障害児では社会性，とくに対人関係に遅れがみられる。

　普通児でも発達の様相がグラフに表わされ，育て方や環境の診断に役立つことがある。たとえばひとりっ子で過保護の子どもは，移動，対人関係，基本的習慣などが遅れ，手の運動，言語面の発達がすぐれていることが多い。

　このように，発達グラフを一見して，その子の障害や問題点を知ることができる。今後の発達指導の指標としては，たとえば合格のひとつ上の不合格，あるいは合格のひとつ下の不合格の問題などがつぎの訓練の目標となる。

　基本的には本書によってDQは測定し難い。しかしDQを測定しようとする場合，たとえば「でんぐりがえしをする」までできたときは3才2ヵ月，「片足で2〜3秒立つ」までできたときは2才10.5ヵ月の発達となる。

**発達の継続的診断**

　本検査は0ヵ月から4才8ヵ月の間の発達の測定ができるので，同一検査用紙に検査結果を何回も記入でき，前の検査結果と比較して発達の状況を継続的にみていくことができる。障害児の治療教育，訓練の効果判定に役立ち，親の指導の際にもグラフを示せば，親も理解しやすい。検査の間隔は乳児では4ヵ月，以後6〜8ヵ月おきに行なうのが適当である。

# 妥当性の検討

本検査法が，乳幼児の発達状態を診断する検査として，その目的にかなった存在価値を有するか否かを吟味する必要がある。われわれはそのために，現在すでに存在している諸検査との相関をみることによって，妥当性の検定を行なった。

妥当性検討のために用いた検査は，(1)乳幼児精神発達診断法（津守他），(2)田中・びねー式知能検査法，(3)愛研式乳幼児精神発達検査の三種である。

### 総合得点と他検査との相関

本検査の総合得点と他検査の得点との相関を求めると，表1の通りである。いずれの検査との間にも，統計的に有意な相関がみられた。

[表1]

| 種　　別 | 相　　関 | 有　意　性 |
|---|---|---|
| (1)本検査と愛研式 | $r=0.440$ | $p<.05$ |
| (2)本検査と田中・びねー式 | $r=0.652$ | $p<.01$ |
| (3)本検査と津守式 | $r=0.585$ | $p<.01$ |

### 下位検査と津守式検査との相関

今回の分析的発達検査の内容が，津守式のそれと，基本的発想，分類方法等の点で類似していたため，とくに，それぞれの下位検査ごとに相関係数を求めたところ，表2の結果が得られた。手の運動，基本的習慣の二分野以外では，いずれも統計的に有意な相関が見出された。手先の運動と探索とは，内容的にも異なる点が多いため，相関が低かったのはむしろ当然でもあろう。すなわち，互いに異なった分野を測定しているといえる。

同様に，われわれの検査における基本的習慣と津守の生活習慣とも，異なった面の測定をしていると思われる。

[表2]

| 種　　別 | 相　関 | 有　意　性 |
|---|---|---|
| （1）移動運動と津守式の運動 | r = 0.566 | p＜.01 |
| （2）手の運動と津守式の探索・操作 | r = 0.130 | ns |
| （3）対人関係と津守式の社会 | r = 0.515 | p＜.01 |
| （4）基本的習慣と津守式の生活習慣 | r = 0.268 | ns |
| （5）社会性〔(3)+(4)〕と津守式の社会 | r = 0.383 | p＜.05 |
| （6）発語と津守式の言語 | r = 0.792 | p＜.01 |
| （7）言語理解と津守式の言語 | r = 0.818 | p＜.01 |

## 下位検査と知能検査との相関

更に，下位検査のいずれが知能検査と高い相関を有するかをみた結果，有意性のあったもののみを示すと表3の通りである。一般的に言語発達は知能との相関が高いと思われるが，乳幼児期においては，発語の面はもとより，言語理解の面でも，知能検査と常に高い相関を有するとは限らないことが示唆される。むしろこの時期には，移動運動との相関が高いことが，表3から窺われる。

[表3]

| 種　　別 | 相　関 | 有　意　性 |
|---|---|---|
| （1）言語理解と田中・びねー式 | r = 0.468 | p＜.01 |
| （2）移動運動と愛研式 | r = 0.392 | p＜.05 |
| （3）移動運動と田中・びねー式 | r = 0.576 | p＜.01 |

### 発語と理解との相関

本検査法の，言語の分野における発語と言語理解との相関をみると，$r = 0.822$，$p < .01$で，非常に高い相関を有することがわかる。すなわち，何らかの事情で発語の検査が不可能な場合にも，言語理解の面のみを測定することによって，言語性発達を類推することが可能であることがわかる。

以上の諸結果から，本検査は，乳幼児の発達状態を診断する検査として，充分なる妥当性を有すると言える。

## むすび

　乳幼児の発達は複雑な機構と過程によるものであり，これを的確に把握すべくいろいろの検査法が生み出され，用いられているが，各々一長一短がある。本検査法も勿論その例外ではない。したがって，目的に応じた検査法を用いることが肝要である。

　本検査法の特徴は，乳幼児発達の傾向を全般的にわたって分析して，その子の発達の個性を見出すこと，とくに心身障害児の発達の状況を比較的簡単に検査し，発達グラフにあらわして，一見して発達障害の部位や程度を把握できることである。それはまたそのまま発達指導にも役立つ。

　本検査法が広く一般に使用され裨益するところがあれば幸いである。

## 執筆者紹介

遠城寺宗徳(えんじょうじむねのり)　元九州大学総長，元久留米大学学長，九州大学名誉教授，久留米大学名誉教授，医学博士。昭和53(1978)年逝去

合屋　長英(ごうや　ながひで)　九州大学名誉教授，福岡市立こども病院・感染症センター初代院長，医学博士。平成13(2001)年逝去

黒川　徹(くろかわ　とおる)　国立病院機構西別府病院名誉院長，医療法人社団三光会誠愛リハビリテーション病院名誉院長，医学博士

名和　顯子(なわ　あきこ)　名和こどもクリニック，医学博士

南部由美子(なんぶゆみこ)　福岡市東区保健福祉センター長（東保健所長）

篠原しのぶ(しのはら)　福岡女学院看護大学教授，福岡女学院大学名誉教授

梁井　昇(やない　のぼる)　やない小児科クリニック，医学博士。平成13(2001)年逝去

梁井　迪子(やない　みちこ)　やない小児科クリニック

2009年5月現在。

遠城寺式・乳幼児分析的発達検査法
［九州大学小児科改訂新装版］

1960年9月30日　初版発行
1977年9月20日　改訂版初版発行
2009年5月20日　改訂新装版初版第1刷発行
2025年3月28日　改訂新装版初版第8刷発行

著　者―――遠城寺宗徳
発行者―――大野友寛
発行所―――慶應義塾大学出版会株式会社
　　　　　　〒108-8346　東京都港区三田2-19-30
　　　　　　TEL〔編集部〕03-3451-0931
　　　　　　　　〔営業部〕03-3451-3584〈ご注文〉
　　　　　　　　〔〃〕03-3451-6926
　　　　　　FAX〔営業部〕03-3451-3122
　　　　　　振替　00190-8-155497
　　　　　　https://www.keio-up.co.jp/

装　丁―――宮川なつみ
絵カード――花岡わかな
印刷・製本―港北メディアサービス株式会社

©1977 Munenori Enjoji
Printed in Japan　ISBN 978-4-7664-1621-3

慶應義塾大学出版会

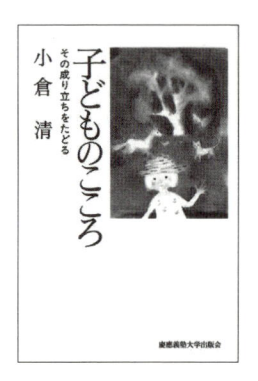

## 子どものこころ
―その成り立ちをたどる

小倉清 著
誕生から乳幼児期、小・中・高校にかけての子どものこころの形成・発達過程を、豊富な具体例を通してわかりやすく解説。著者は児童青年精神医学界で活躍中の臨床医。
父母、教師に一読をすすめる。
　　　　　　定価 2,640 円（本体 2,400 円）

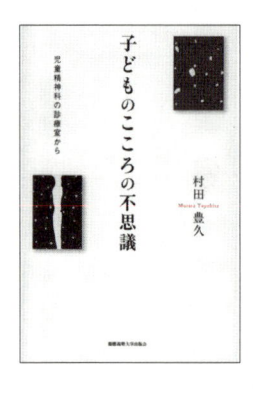

## 子どものこころの不思議
―児童精神科の診療室から

村田豊久 著
子どものこころはどう育つのか、発達障害とは何なのか。長年の臨床経験をもとに、エピソードをまじえ、子どもの発達段階に合わせてこころの育ちを解説。
子どものこころの臨床の真髄がここにある。
　　　　　　定価 3,080 円（本体 2,800 円）